LE GUIDE COMPLET DE L'HUILE DE RICIN:

REMÈDES NATURELS POUR LA CROISSANCE DES CHEVEUX, LES SOINS DE LA PEAU ET LE SOULAGEMENT DE LA DOULEUR

Cassandra D. Naylor

TABLE DES MATIÈRES

Conseils Pour Une Utilisation Sûre Et Efficace 103

Créer Un Régime Personnalisé 108

7. Au-Delà De La Beauté : Utilisations Supplémentaires De L'huile De Ricin.......115

Soutenir La Santé Digestive 115

Renforcer L'immunité 120

Directives D'utilisation Sûre 137

Quand Consulter Un Professionnel........140

INTRODUCTION

QU'EST-CE QUE L'HUILE DE RICIN ?

L'huile de ricin, extraite des graines de la plante Ricinus communis, occupe une place de choix dans le domaine des remèdes naturels en raison de ses multiples bienfaits pour la santé et la beauté. Cette huile épaisse et jaune pâle est vénérée depuis des siècles pour ses diverses applications, ce qui en fait un incontournable des pratiques de médecine traditionnelle dans diverses cultures.

L'un des composants clés qui confèrent à l'huile de ricin ses propriétés thérapeutiques est l'acide ricinoléique , un acide gras unique présent en abondance dans l'huile. L'acide ricinoléique est connu pour ses propriétés anti-inflammatoires, antimicrobiennes et hydratantes, ce qui en fait un allié puissant pour répondrc à un large éventail de problèmes de santé et de soins de la peau.

En plus de l'acide ricinoléique , l'huile de ricin contient également d'autres composés bénéfiques tels que l'acide oléique, l'acide linoléique et diverses vitamines et minéraux. Ce riche profil nutritionnel contribue à la capacité de l'huile à nourrir et rajeunir la peau, les cheveux et le corps.

En matière de soins de la peau, l'huile de ricin est réputée pour ses capacités hydratantes. Lorsqu'il est appliqué localement, il forme une barrière protectrice sur la peau, aidant à retenir l'humidité et à prévenir la déshydratation. Cela le rend particulièrement bénéfique pour les personnes ayant la peau sèche, rugueuse ou sensible, soulageant les irritations et favorisant un teint plus lisse et plus souple.

De plus, les propriétés antimicrobiennes de l'huile de ricin la rendent efficace dans la lutte contre les bactéries responsables de l'acné, ce qui en fait un ingrédient précieux dans les formulations anti-acnéiques. Ses propriétés anti-inflammatoires aident également à apaiser les rougeurs et l'inflammation associées aux poussées d'acné, favorisant ainsi une peau plus claire et plus saine au fil du temps.

Au-delà des soins de la peau, l'huile de ricin est largement utilisée pour favoriser la croissance des cheveux et la santé du cuir chevelu. Ses propriétés hydratantes aident à nourrir le cuir chevelu, à améliorer la circulation et à soutenir des follicules pileux sains. L'application régulière d'huile de ricin sur le cuir chevelu et les cheveux peut renforcer la tige capillaire, réduire la casse et stimuler la croissance des cheveux, ce qui donne des mèches plus épaisses et plus complètes.

En résumé, la riche composition de l'huile de ricin et ses diverses propriétés thérapeutiques en font un complément précieux à tout régime naturel de santé et de beauté. Qu'il soit utilisé pour les soins de la peau, des cheveux ou pour le bien-être général, cet ancien remède continue de résister à l'épreuve du temps en tant qu'allié fiable pour promouvoir la santé et la vitalité de l'intérieur.

HISTOIRE DE L'UTILISATION DE L'HUILE DE RICIN

L'histoire de l'utilisation de l'huile de ricin remonte à des milliers d'années, avec des preuves de sa culture et de son utilisation remontant à des civilisations anciennes telles que l'Égypte, l'Inde et la Chine. Dans ces premières sociétés, l'huile de ricin était appréciée non seulement pour ses propriétés médicinales mais aussi pour son importance industrielle et religieuse.

L'une des premières utilisations enregistrées de l'huile de ricin remonte à l'Égypte ancienne, où elle était utilisée dans diverses préparations médicales et rituels. Le Papyrus Ebers, un ancien texte médical égyptien datant d'environ 1550 avant notre ère, contient des références à l'huile de ricin comme remède contre des affections allant des affections cutanées aux troubles gastro-intestinaux.

Dans l'Inde ancienne, l'huile de ricin, connue sous le nom de « Eranda taila » en sanskrit, occupait une place prépondérante dans la médecine ayurvédique, un système de guérison holistique vieux de plus de 5 000 ans. Les praticiens ayurvédiques utilisaient l'huile de ricin pour ses propriétés purgatives, l'utilisant pour nettoyer le corps des toxines et favoriser la santé digestive. L'huile de ricin était également appréciée pour sa capacité à soulager les douleurs articulaires, les inflammations et les affections cutanées en médecine ayurvédique.

De même, dans la médecine traditionnelle chinoise, l'huile de ricin, appelée « Bo He You », était utilisée pour ses effets thérapeutiques sur le corps. Les guérisseurs chinois utilisaient l'huile de ricin pour traiter diverses affections, notamment la constipation, l'arthrite et les troubles cutanés, reconnaissant ses puissantes propriétés anti-inflammatoires et détoxifiantes.

Au Moyen Âge, l'huile de ricin continuait d'être appréciée pour ses bienfaits médicinaux en Europe et au Moyen-Orient. Il était couramment utilisé comme purgatif et laxatif pour soulager la constipation et favoriser les selles. De plus, l'huile de ricin a trouvé des applications dans la fabrication de savons, de lubrifiants et de textiles, renforçant ainsi son importance dans les processus industriels.

De nos jours, l'huile de ricin reste un remède naturel populaire pour un large éventail de problèmes de santé et de beauté. Sa riche histoire d'utilisation couvrant diverses cultures souligne sa pertinence et son efficacité durables en tant qu'extrait botanique polyvalent avec de nombreuses applications thérapeutiques.

COMPOSITION ET AVANTAGES

La composition de l'huile de ricin est riche et diversifiée, contribuant à son large éventail de bienfaits pour la santé et la beauté. Cette huile naturelle est principalement composée de triglycérides, l'acide gras prédominant étant l'acide ricinoléique , représentant jusqu'à 90 % de la composition totale de l'huile. L'acide ricinoléique est un acide gras monoinsaturé unique doté de propriétés thérapeutiques remarquables, ce qui en fait un élément clé de l'efficacité de l'huile de ricin.

En plus de l'acide ricinoléique , l'huile de ricin contient d'autres acides gras tels que l'acide oléique, l'acide linoléique et l'acide palmitique, ainsi que de petites quantités d'acide stéarique et d'acide dihydroxystéarique . Ces acides gras contribuent aux propriétés émollientes et hydratantes de l'huile, ce qui en fait un hydratant naturel efficace pour la peau et les cheveux.

L'huile de ricin contient également diverses vitamines et minéraux, notamment de la vitamine E, de la vitamine A et des traces de zinc, qui renforcent encore ses propriétés nourrissantes et antioxydantes. Ces nutriments aident à protéger la peau et les cheveux des dommages environnementaux, favorisent la régénération cellulaire et soutiennent la santé et la vitalité globales.

La composition unique de l'huile de ricin donne lieu à une multitude de bienfaits tant pour la santé que pour la beauté. Certains des principaux avantages de l'huile de ricin comprennent :

Hydratante et nourrissante : L'huile de ricin hydrate la peau en profondeur, aidant à soulager la sécheresse, la desquamation et les rugosités. Ses propriétés émollientes le rendent idéal pour adoucir et hydrater la peau, la laissant lisse et souple.

Anti-inflammatoire : L'acide ricinoléique , le principal acide gras de l'huile de ricin, présente de puissantes propriétés anti-inflammatoires, ce qui le rend efficace pour réduire l'inflammation et apaiser les irritations. Cela rend l'huile de ricin bénéfique pour calmer les rougeurs, les gonflements et l'inconfort associés à diverses affections cutanées, notamment l'acné, l'eczéma et la dermatite.

Croissance des cheveux et santé du cuir chevelu : L'huile de ricin est réputée pour sa capacité à favoriser la croissance des cheveux et à améliorer la santé du cuir chevelu. Lorsqu'il est appliqué sur le cuir chevelu, il pénètre profondément dans les follicules pileux, nourrissant et renforçant les cheveux dès les racines. L'utilisation régulière d'huile de ricin peut aider à stimuler la croissance des cheveux, à réduire leur chute et à améliorer la santé globale et l'apparence des cheveux.

Nettoyant et détoxifiant : L'huile de ricin possède des propriétés nettoyantes et détoxifiantes douces, ce qui la rend utile pour éliminer les impuretés, la saleté et l'excès de sébum de la peau et du cuir chevelu. Il aide à désobstruer les pores, à prévenir les poussées d'acné et à favoriser un teint plus clair et plus éclatant.

Soulagement de la douleur : Les propriétés anti-inflammatoires et analgésiques de l'huile de ricin la rendent efficace pour soulager la douleur et l'inconfort associés à diverses affections, notamment l'arthrite, les douleurs musculaires et les crampes menstruelles. Masser l'huile de ricin sur les zones touchées peut aider à réduire l'inflammation, à soulager la douleur et à favoriser la relaxation.

Dans l'ensemble, la composition unique et les multiples bienfaits de l'huile de ricin en font un complément précieux à tout régime de santé et de beauté naturelle. Qu'elle soit utilisée localement pour les soins de la peau ou des cheveux ou prise en interne pour ses propriétés médicinales, l'huile de ricin offre une approche holistique pour améliorer la santé et le bien-être.

1 . COMPRENDRE LA CROISSANCE ET L'ENTRETIEN DES CHEVEUX

LE CYCLE DE CROISSANCE DES CHEVEUX

Le cycle de croissance des cheveux est un processus dynamique qui se compose de trois phases principales : anagène, catagène et télogène. Comprendre ces phases est crucial pour comprendre les facteurs qui influencent la croissance des cheveux et comment l'huile de ricin peut jouer un rôle dans la promotion d'une croissance saine des cheveux.

Phase anagène :

La phase anagène, également connue sous le nom de phase de croissance, est la période active pendant laquelle les follicules pileux produisent activement de nouvelles tiges capillaires.

Cette phase dure généralement plusieurs années et sa durée varie en fonction de la génétique, de l'âge et d'autres facteurs.

Pendant la phase anagène, les cheveux poussent à un rythme moyen d'environ un demi-pouce par mois, bien que les taux individuels puissent varier.

Environ 85 à 90 % des cheveux du cuir chevelu sont à un moment donné en phase anagène.

Phase catagène :

Après la phase anagène, les cheveux entrent dans la phase catagène, également appelée phase de transition.

Cette brève phase dure quelques semaines et marque la fin de la croissance active des cheveux.

Pendant la phase catagène, le follicule pileux rétrécit et se détache de l'apport sanguin, entraînant l'arrêt de la croissance des cheveux.

Environ 1 à 3 % des cheveux du cuir chevelu sont à un moment donné en phase catagène.

Phase télogène :

La phase télogène, également appelée phase de repos, est la dernière étape du cycle de croissance des cheveux.

Pendant cette phase, le follicule pileux reste dormant et la tige capillaire finit par se détacher du cuir chevelu.

La phase télogène dure généralement plusieurs mois, les vieux cheveux étant finalement chassés par la nouvelle pousse de cheveux.

Environ 10 à 15 % des cheveux du cuir chevelu sont à un moment donné en phase télogène.

Après la phase télogène, le follicule pileux rentre dans la phase anagène et le cycle de croissance des cheveux recommence. Il est important de noter que les cheveux individuels se trouvent à un moment donné à différents stades de leur cycle de croissance, garantissant ainsi un processus continu de renouvellement capillaire.

Pour les personnes dont les cheveux sont clairsemés ou dont la croissance est lente, il est essentiel de favoriser une phase anagène plus longue et de minimiser la chute des cheveux pendant la phase télogène. L'huile de ricin, avec ses propriétés nourrissantes et stimulantes, peut aider à prolonger la phase anagène, à renforcer les follicules pileux et à favoriser une croissance plus saine et plus rapide des cheveux. L'application régulière d'huile de ricin sur le cuir chevelu et les cheveux peut fournir les nutriments et l'hydratation nécessaires pour favoriser une croissance optimale des cheveux tout au long de leur cycle de croissance.

Les problèmes capillaires courants englobent une gamme de problèmes qui affectent la santé, l'apparence et la maniabilité des cheveux. Comprendre ces enjeux est essentiel pour identifier les traitements et mesures préventives appropriés. Voici quelques-uns des problèmes capillaires les plus courants :

Perte de cheveux (alopécie) :

La perte de cheveux, ou alopécie, peut survenir en raison de divers facteurs, notamment la génétique, les changements hormonaux, les conditions médicales et le mode de vie.

Les types de perte de cheveux comprennent la calvitie masculine et féminine, la pelade (perte de cheveux par endroits), l'effluvium télogène (chute temporaire) et l'alopécie de traction (perte de cheveux due à la traction ou à la tension).

La perte de cheveux peut entraîner un amincissement des cheveux, des zones de calvitie et une réduction de la densité des cheveux, ce qui a un impact sur l'estime de soi et la confiance en soi.

Conditions de pellicules et du cuir chevelu :

Les pellicules sont une affection courante du cuir chevelu caractérisée par une peau squameuse et des démangeaisons sur le cuir chevelu.

Elle est souvent causée par une prolifération de champignons de type levure appelés Malassezia, qui entraînent une irritation et une excrétion de cellules mortes de la peau.

D'autres affections du cuir chevelu, telles que la dermatite séborrhéique (inflammation du cuir chevelu), le psoriasis et l'eczéma, peuvent également contribuer aux pellicules et à l'inconfort du cuir chevelu.

Cheveux secs et cassants :

Les cheveux secs et cassants manquent d'hydratation et d'élasticité, ce qui entraîne des cassures, des pointes fourchues et des frisottis.

Les facteurs contribuant à la sécheresse des cheveux comprennent le lavage excessif , le coiffage à la chaleur excessive, l'exposition à des produits chimiques agressifs et des facteurs environnementaux tels que l'exposition au soleil et au vent.

Les cheveux secs sont sujets aux dommages et ont besoin d'être hydratés et nourris pour retrouver force et vitalité.

Cuir chevelu gras et cheveux gras :

Un cuir chevelu gras survient lorsque les glandes sébacées produisent un excès de sébum, entraînant des cheveux et un cuir chevelu gras.

Des facteurs tels que les déséquilibres hormonaux, la génétique, une mauvaise hygiène et un lavage excessif peuvent contribuer à un cuir chevelu gras.

Les cheveux gras peuvent paraître mous, plats et ingérables, nécessitant des lavages fréquents pour conserver leur fraîcheur.

Cheveux clairsemés et cheveux fins :

L'amincissement des cheveux fait référence à une réduction de la densité et du volume des cheveux, souvent caractérisée par un élargissement ou un cuir chevelu visible.

Les cheveux fins ont un diamètre plus petit et peuvent manquer de volume et de corps, ce qui les rend difficiles à coiffer et à entretenir.

Les causes de la perte de cheveux et des cheveux fins comprennent la génétique, le vieillissement, les changements hormonaux, les carences nutritionnelles et certaines conditions médicales.

La résolution des problèmes capillaires courants nécessite une approche holistique qui peut inclure des pratiques de soins capillaires appropriées, des changements alimentaires, des modifications du mode de vie et des traitements ciblés. L'incorporation de remèdes naturels tels que l'huile de ricin peut nourrir, hydrater et soutenir des cheveux et un cuir chevelu plus sains.

COMMENT L'HUILE DE RICIN PEUT AIDER

L'huile de ricin offre une multitude de bienfaits pour résoudre divers problèmes capillaires courants, grâce à sa composition unique et ses propriétés thérapeutiques. Voici comment l'huile de ricin peut aider à résoudre ces problèmes :

Perte de cheveux (alopécie) :

L'huile de ricin contient de l'acide ricinoléique , qui favorise la croissance des cheveux en stimulant les follicules pileux et en augmentant la circulation vers le cuir chevelu.

Masser l'huile de ricin sur le cuir chevelu aide à nourrir les follicules pileux, à renforcer la tige capillaire et à réduire la chute des cheveux.

Conditions de pellicules et du cuir chevelu :

Les propriétés antimicrobiennes et anti-inflammatoires de l'huile de ricin peuvent aider à combattre les champignons responsables des pellicules et à apaiser les irritations du cuir chevelu.

L'application d'huile de ricin sur le cuir chevelu peut aider à hydrater et revitaliser la peau, à réduire la desquamation et à restaurer la santé du cuir chevelu.

Cheveux secs et cassants :

L'huile de ricin agit comme un émollient naturel, scellant l'humidité dans la tige du cheveu et empêchant la perte d'humidité.

L'utilisation régulière de l'huile de ricin comme traitement ou revitalisant capillaire aide à hydrater les cheveux secs, les rendant plus doux, plus lisses et plus faciles à coiffer.

Cuir chevelu gras et cheveux gras :

Étonnamment, l'application d'huile de ricin sur le cuir chevelu peut aider à réguler la production de sébum en équilibrant les niveaux d'huile.

Les propriétés nettoyantes de l'huile de ricin aident à éliminer l'excès de sébum et les accumulations du cuir chevelu, favorisant ainsi un environnement plus sain pour le cuir chevelu.

Cheveux clairsemés et cheveux fins :

L'huile de ricin nourrit les follicules pileux avec des nutriments essentiels, favorisant une croissance des cheveux plus fortes et plus épaisses.

Des massages réguliers du cuir chevelu avec de l'huile de ricin peuvent améliorer la circulation sanguine vers le cuir chevelu, apportant des nutriments et de l'oxygène aux follicules pileux et favorisant la croissance des cheveux.

Incorporer l'huile de ricin à votre routine de soins capillaires peut être aussi simple que de l'appliquer directement sur le cuir chevelu et les cheveux, de la mélanger avec d'autres huiles ou ingrédients bénéfiques, ou d'utiliser des produits de soins capillaires à base d'huile de ricin. Que vous souffriez de chute de cheveux, de pellicules, de sécheresse ou d'autres problèmes capillaires, l'huile de ricin offre une solution naturelle et efficace pour favoriser des cheveux plus sains et plus éclatants.

2. EXPLOITER LE POUVOIR DE L'HUILE DE RICIN POUR LA CROISSANCE DES CHEVEUX

HUILE DE RICIN POUR LA SANTÉ DU CUIR CHEVELU

L'huile de ricin est très bénéfique pour la santé du cuir chevelu en raison de ses propriétés nourrissantes, hydratantes et antimicrobiennes. Voici comment l'huile de ricin peut améliorer la santé du cuir chevelu :

Hydrate et conditionne :

L'huile de ricin est riche en acides gras, dont l'acide ricinoléique , qui hydrate en profondeur le cuir chevelu et prévient le dessèchement.

L'application régulière d'huile de ricin aide à hydrater le cuir chevelu, le gardant doux, souple et exempt de desquamation.

Stimule la circulation :

Le massage de l'huile de ricin sur le cuir chevelu améliore la circulation sanguine, fournissant des nutriments essentiels et de l'oxygène aux follicules pileux.

Une circulation accrue favorise la croissance des cheveux et assure un environnement sain pour le cuir chevelu.

Combat les infections fongiques :

Les propriétés antimicrobiennes de l'huile de ricin aident à combattre les infections fongiques, telles que les pellicules et la dermatite du cuir chevelu.

L'application d'huile de ricin sur le cuir chevelu inhibe la croissance des champignons, réduisant ainsi les démangeaisons, l'inflammation et la desquamation.

Renforce les follicules pileux :

L'huile de ricin contient des nutriments qui nourrissent les follicules pileux, les renforçant de l'intérieur et réduisant la casse des cheveux.

L'utilisation régulière d'huile de ricin peut aider à prévenir l'amincissement des cheveux et favoriser une croissance plus forte et plus saine.

Équilibre la production pétrolière :

Contrairement à la croyance populaire, l'application d'huile de ricin sur le cuir chevelu peut aider à réguler la production de sébum et à équilibrer les niveaux d'huile.

L'huile de ricin nettoie le cuir chevelu de l'excès de sébum et des accumulations tout en hydratant les zones sèches, favorisant ainsi un environnement équilibré du cuir chevelu.

Pour maximiser les bienfaits de l'huile de ricin sur la santé du cuir chevelu, il est recommandé d'appliquer l'huile directement sur le cuir chevelu et de la masser doucement en effectuant des mouvements circulaires. Laissez l'huile agir pendant au moins 30 minutes ou toute la nuit pour une pénétration plus profonde, puis rincez abondamment avec un shampooing doux. L'incorporation d'huile de ricin dans votre routine habituelle de soins capillaires peut aider à maintenir un cuir chevelu sain et favoriser une croissance des cheveux plus forte et plus résistante.

STIMULER LES FOLLICULES PILEUX

La stimulation des follicules pileux est essentielle pour favoriser une croissance saine des cheveux et prévenir leur chute. L'huile de ricin est réputée pour sa capacité à stimuler les follicules pileux, grâce à sa composition unique et ses propriétés thérapeutiques. Voici comment l'huile de ricin aide à stimuler les follicules pileux :

ricinoléique :

L'huile de ricin est riche en acide ricinoléique , un acide gras unique connu pour ses effets stimulants sur les follicules pileux.

ricinoléique améliore la circulation sanguine vers le cuir chevelu, améliorant ainsi l'apport de nutriments et d'oxygène aux follicules pileux.

Augmente la circulation :

Le massage de l'huile de ricin sur le cuir chevelu améliore la circulation sanguine, stimule les follicules pileux et favorise la croissance des cheveux.

Une circulation accrue favorise un environnement sain du cuir chevelu, propice au bon fonctionnement des follicules pileux.

Nourrit les follicules pileux :

L'huile de ricin regorge de nutriments, notamment de vitamine E, d'acides gras oméga-6 et de minéraux, qui nourrissent les follicules pileux et favorisent une croissance des cheveux plus forte et plus saine.

L'application régulière d'huile de ricin fournit les nutriments essentiels nécessaires au fonctionnement optimal des follicules.

Renforce la tige capillaire :

En nourrissant les follicules pileux, l'huile de ricin renforce la tige capillaire depuis les racines, réduisant ainsi la casse des cheveux et favorisant une croissance des cheveux plus épaisses et plus résistantes.

Des tiges capillaires plus solides sont moins sujettes aux dommages et à la perte, ce qui améliore la santé globale des cheveux.

Réduit l'inflammation :

Les affections inflammatoires du cuir chevelu, telles que les pellicules et la dermatite du cuir chevelu, peuvent inhiber la fonction des follicules pileux et entraîner la chute des cheveux.

Les propriétés anti-inflammatoires de l'huile de ricin aident à réduire l'inflammation du cuir chevelu, favorisant ainsi un environnement sain pour le développement des follicules pileux.

Pour stimuler efficacement les follicules pileux avec de l'huile de ricin, massez l'huile sur le cuir chevelu en effectuant des mouvements circulaires pendant quelques minutes. Laissez l'huile pénétrer dans le cuir chevelu pendant au moins 30 minutes ou toute la nuit avant de la rincer avec un shampooing doux. L'utilisation régulière d'huile de ricin comme traitement du cuir chevelu peut aider à revitaliser les follicules pileux, conduisant à une croissance des cheveux plus forte, plus épaisse et plus dynamique au fil du temps.

PRÉVENIR LA CHUTE ET LA CASSE DES CHEVEUX

Prévenir la chute et la casse des cheveux est une préoccupation commune à de nombreuses personnes, et l'huile de ricin offre une solution naturelle pour résoudre efficacement ces problèmes. Voici comment l'huile de ricin aide à prévenir la chute et la casse des cheveux :

Nourrit le cuir chevelu :
L'huile de ricin est riche en nutriments essentiels, notamment en vitamine E, en

acides gras oméga-6 et en protéines, qui nourrissent le cuir chevelu et les follicules pileux.

Un cuir chevelu bien nourri offre un environnement sain pour la croissance des cheveux, réduisant ainsi le risque de chute et de casse.

Renforce la tige capillaire :

L'application régulière d'huile de ricin sur les cheveux aide à renforcer la tige capillaire depuis les racines, la rendant plus résistante à la casse.

L'huile de ricin pénètre profondément dans la tige du cheveu, la fortifiant de nutriments essentiels et prévenant les dommages causés par les facteurs environnementaux et les pratiques de coiffage.

Améliore l'élasticité des cheveux :

L'huile de ricin améliore l'élasticité des cheveux, les rendant moins sujets aux cassures et aux dommages.

L'élasticité accrue des cheveux garantit que les cheveux peuvent résister à la tension et à la manipulation sans se casser ni se casser.

Hydrate et conditionne :

L'huile de ricin agit comme un émollient naturel, hydratant et revitalisant les cheveux, prévenant ainsi le dessèchement et la fragilité.

Des cheveux bien hydratés risquent moins de se casser et sont plus souples et plus résistants.

Réduit l'inflammation du cuir chevelu :

L'inflammation du cuir chevelu peut contribuer à la chute des cheveux en perturbant le cycle de croissance des cheveux et en endommageant les follicules pileux.

Les propriétés anti-inflammatoires de l'huile de ricin aident à apaiser les irritations du cuir chevelu et à réduire l'inflammation, favorisant ainsi un environnement sain pour le cuir chevelu pour une croissance optimale des cheveux.

Favorise la circulation :

Le massage de l'huile de ricin sur le cuir chevelu améliore la circulation sanguine, garantissant ainsi que les follicules pileux reçoivent un apport adéquat de nutriments et d'oxygène.

Une circulation améliorée stimule la croissance des cheveux et réduit le risque de chute des cheveux due à une mauvaise circulation.

Pour éviter la chute et la casse des cheveux avec l'huile de ricin, massez l'huile sur le cuir chevelu et les racines des cheveux et laissez-la agir pendant au moins 30 minutes ou toute la nuit avant de la laver avec un shampooing doux. L'utilisation régulière de l'huile de ricin comme traitement du cuir chevelu et après-shampooing peut aider à renforcer les cheveux, à réduire la casse et à favoriser une croissance plus saine et plus résistante.

3 . NOURRIR VOTRE PEAU AVEC DE L'HUILE DE RICIN

ANATOMIE ET FONCTION DE LA PEAU

Comprendre l'anatomie et la fonction de la peau est crucial pour comprendre comment l'huile de ricin peut être bénéfique pour la santé de la peau. Voici un aperçu de la structure de la peau et de ses fonctions essentielles :

Épiderme:

L'épiderme est la couche la plus externe de la peau, servant de barrière protectrice contre les facteurs environnementaux externes tels que les rayons UV, les agents pathogènes et les produits chimiques.

Il se compose principalement de kératinocytes, qui produisent de la kératine, une protéine résistante qui fournit un soutien structurel et une imperméabilisation.

L'épiderme contient également des mélanocytes, qui produisent de la mélanine, le pigment responsable de la couleur de la peau et de la protection contre les dommages causés par les UV.

Derme:

Le derme se trouve sous l'épiderme et est composé de tissu conjonctif, de vaisseaux sanguins, de nerfs, de follicules pileux et de glandes sudoripares.

Il apporte soutien structurel et élasticité à la peau, grâce aux fibres de collagène et d'élastine .

Le derme abrite des récepteurs sensoriels qui détectent le toucher, la pression, la température et la douleur, permettant des sensations tactiles et une protection.

Hypoderme (tissu sous-cutané) :
L'hypoderme est la couche la plus profonde de la peau, constituée de tissu adipeux (cellules adipeuses) et de tissu conjonctif.

Il sert d'isolation, de rembourrage et de stockage d'énergie, aidant à réguler la température corporelle et à protéger les organes internes.

L'hypoderme contient également des vaisseaux sanguins qui fournissent des nutriments et de l'oxygène à la peau et aux tissus sous-jacents.

Fonctions de la peau :

Protection:

La peau agit comme une barrière protégeant l'organisme des dommages physiques, chimiques et microbiens.

L'épiderme prévient la perte d'eau et protège contre les rayons UV nocifs, les agents pathogènes et les polluants environnementaux.

Régulation:

La peau aide à réguler la température corporelle grâce à des processus tels que la transpiration (refroidissement) et la vasoconstriction/vasodilatation (conservation/perte de chaleur).

Il maintient l'homéostasie en contrôlant l'équilibre hydrique et les niveaux d'électrolytes.

Sensation:

Les récepteurs sensoriels de la peau détectent le toucher, la pression, la température et la douleur, permettant ainsi la perception sensorielle et les réponses protectrices.

Immunité:

La peau joue un rôle essentiel dans la défense immunitaire de l'organisme , agissant comme une barrière physique contre les agents pathogènes et abritant les cellules immunitaires qui se défendent contre les infections.

La synthèse:

La peau synthétise la vitamine D lorsqu'elle est exposée au soleil, essentielle à l'absorption du calcium et à la santé des os.

Comprendre l'anatomie et la fonction de la peau permet de comprendre comment l'huile de ricin peut être bénéfique pour la santé de la peau en nourrissant, en hydratant et en protégeant la fonction barrière de la peau, en favorisant la régénération cellulaire et en réduisant l'inflammation.

PROBLÈMES DE PEAU COURANTS

Les problèmes cutanés courants englobent un large éventail d'affections qui affectent la santé, l'apparence et le confort de la peau. Voici quelques-uns des problèmes de peau les plus courants :

Acné:

L'acné est une affection cutanée courante caractérisée par la formation de boutons, de points noirs, de points blancs et de kystes dus à des pores obstrués et à une inflammation.

Les facteurs contribuant à l'acné comprennent la production excessive de sébum, les bactéries, les fluctuations hormonales et la génétique.

Peau sèche:

La peau sèche se produit lorsque la peau manque d'humidité, ce qui entraîne des tiraillements, des desquamations et une texture rugueuse.

Les causes de la peau sèche comprennent des facteurs environnementaux (par exemple, le froid, une faible humidité), le vieillissement, les savons agressifs et certaines conditions médicales.

Eczéma (Dermatite atopique) :

L'eczéma est une affection cutanée inflammatoire chronique caractérisée par des plaques cutanées rouges, irritantes et enflammées.

Elle est souvent déclenchée par des facteurs génétiques, des allergènes, des irritants, le stress et un dysfonctionnement du système immunitaire.

Psoriasis:

Le psoriasis est une maladie auto-immune chronique caractérisée par la prolifération rapide des cellules de la peau, entraînant l'apparition de plaques épaisses, rouges et squameuses appelées plaques.

Elle est causée par une réponse immunitaire hyperactive et peut être déclenchée par la génétique, le stress, les infections et certains médicaments.

Rosacée:

La rosacée est une affection cutanée inflammatoire chronique qui affecte principalement le visage, provoquant des rougeurs, des bouffées vasomotrices, des vaisseaux sanguins visibles et des bosses ressemblant à de l'acné.

Les déclencheurs de la rosacée comprennent la lumière du soleil, la chaleur, les aliments épicés, l'alcool et le stress.

Dermatite:

La dermatite fait référence à une inflammation de la peau, qui peut se manifester par des rougeurs, des démangeaisons, un gonflement et une éruption cutanée.

Les types courants de dermatite comprennent la dermatite de contact (causée par le contact avec des irritants ou des allergènes) et la dermatite séborrhéique (caractérisée par des plaques rouges, grasses et squameuses sur le cuir chevelu et le visage).

Hyperpigmentation :

L'hyperpigmentation implique l'assombrissement de certaines zones de la peau en raison d'une production excessive de mélanine.

Elle peut être causée par l'exposition au soleil, des changements hormonaux (par exemple, grossesse, contraceptifs oraux), une inflammation et des lésions cutanées.

Rides et ridules :

Les rides et ridules sont des signes du vieillissement caractérisés par la formation de plis, de plis et d'un relâchement cutané.

Le vieillissement, l'exposition au soleil, le tabagisme, les expressions faciales répétitives et la perte de collagène et d'élastine contribuent au développement des rides.

La résolution des problèmes de peau courants nécessite souvent une combinaison de pratiques de soins de la peau, de modifications du mode de vie et de traitements ciblés. Les remèdes naturels tels que l'huile de ricin peuvent soulager et améliorer de nombreuses affections cutanées, grâce à ses propriétés hydratantes, anti-inflammatoires et antioxydantes.

L'huile de ricin offre une multitude de bienfaits pour les soins de la peau en raison de sa riche composition et de ses propriétés thérapeutiques. Voici quelques-uns des principaux avantages de l'utilisation de l'huile de ricin pour les soins de la peau :

Hydrate et hydrate :

L'huile de ricin hydrate en profondeur et aide à reconstituer la barrière d'hydratation naturelle de la peau, la gardant hydratée et souple.

Il est particulièrement bénéfique pour les peaux sèches, rugueuses ou squameuses, offrant une hydratation longue durée sans obstruer les pores.

Apaise les irritations et les inflammations :

Les propriétés anti-inflammatoires de l'huile de ricin aident à calmer la peau irritée et à réduire les rougeurs, les gonflements et les démangeaisons.

Il est efficace pour apaiser diverses affections cutanées, notamment les coups de soleil, les éruptions cutanées, la dermatite et l'eczéma.

Combat l'acné et les éruptions cutanées :

L'huile de ricin possède des propriétés antimicrobiennes qui aident à combattre les bactéries responsables de l'acné à la surface de la peau.

Il aide à désobstruer les pores, à réduire la production excessive de sébum et à prévenir les poussées d'acné, ce qui le rend adapté aux peaux grasses et à tendance acnéique.

Favorise la cicatrisation des plaies :

L'huile de ricin accélère le processus de guérison des plaies, coupures et blessures mineures de la peau grâce à ses effets antibactériens et anti-inflammatoires.

Il aide à apaiser et à protéger la peau, minimisant ainsi le risque d'infection et de cicatrices.

Réduit les signes du vieillissement :

L'huile de ricin contient des antioxydants qui aident à neutraliser les radicaux libres et à protéger la peau des dommages oxydatifs causés par les rayons UV et les polluants environnementaux.

L'utilisation régulière d'huile de ricin peut aider à réduire l'apparence des ridules, des rides et des taches de vieillesse, favorisant ainsi un teint plus jeune.

Améliore la texture et le teint de la peau :

L'huile de ricin contribue à améliorer la texture et la tonicité de la peau en favorisant la régénération cellulaire et la production de collagène.

Il lisse les rugosités, adoucit la peau et unifie le teint, pour un teint plus éclatant et plus sain.

Traite l'hyperpigmentation et les cicatrices :

Les propriétés éclaircissantes de l'huile de ricin aident à atténuer les taches brunes, l'hyperpigmentation et les cicatrices d'acné au fil du temps.

L'application régulière d'huile de ricin peut aider à améliorer la décoloration de la peau et à favoriser un teint plus uniforme.

Démaquillant doux :

L'huile de ricin est un démaquillant efficace et doux qui aide à dissoudre le maquillage, la saleté et les impuretés sans priver la peau de ses huiles naturelles.

Il laisse la peau propre, douce et hydratée, ce qui la rend adaptée à tous les types de peau, y compris les peaux sensibles.

L'incorporation d'huile de ricin dans votre routine de soins de la peau peut aider à nourrir, protéger et rajeunir la peau, favorisant ainsi un teint plus sain et plus éclatant. Qu'elle soit utilisée seule ou en association avec d'autres ingrédients de soin, l'huile de ricin offre une solution naturelle et efficace à divers problèmes de peau.

4. RECETTES DIY D'HUILE DE RICIN POUR LES SOINS DE LA PEAU

NETTOYANTS ET HYDRATANTS POUR LE VISAGE

L'utilisation de l'huile de ricin dans les nettoyants et hydratants pour le visage peut offrir de nombreux avantages pour la peau, grâce à ses propriétés nettoyantes, hydratantes et nourrissantes. Voici comment l'huile de ricin peut être incorporée dans les nettoyants et hydratants pour le visage :

Nettoyants pour le visage :

L'huile de ricin est un excellent ingrédient pour les nettoyants pour le visage en raison de sa capacité à dissoudre efficacement la saleté, le maquillage et les impuretés sans priver la peau de ses huiles naturelles.

Il agit comme un nettoyant doux mais en profondeur, éliminant les débris des pores et laissant la peau propre, douce et rafraîchie.

Lorsqu'elle est combinée avec d'autres huiles nettoyantes telles que l'huile d'olive ou l'huile d'amande, l'huile de ricin aide à équilibrer la production de sébum et à prévenir les pores obstrués, ce qui la rend adaptée à tous les types de peau, y compris les peaux grasses et à tendance acnéique.

Une recette simple de nettoyant pour le visage DIY peut inclure le mélange d'huile de ricin avec une huile de support (comme l'huile d'olive ou l'huile de jojoba) et quelques gouttes d'huiles essentielles (comme l'huile de lavande ou d'arbre à thé) pour des bienfaits et un parfum supplémentaires.

Hydratants :

L'huile de ricin hydrate en profondeur et aide à hydrater et nourrir la peau, ce qui en fait un excellent ingrédient pour les hydratants pour le visage.

Il forme une barrière protectrice à la surface de la peau, empêchant la perte d'humidité et gardant la peau douce, lisse et souple.

L'huile de ricin est particulièrement bénéfique pour les peaux sèches, déshydratées ou matures, procurant une hydratation intense et améliorant la texture et l'apparence globale de la peau.

Lorsqu'elle est combinée avec d'autres ingrédients hydratants tels que le beurre de karité, l'huile de noix de coco ou le gel d'aloe vera, l'huile de ricin améliore les propriétés hydratantes de la formulation, la rendant plus efficace pour lutter contre la sécheresse et maintenir la santé de la peau.

Une recette hydratante pour le visage DIY peut inclure le mélange d'huile de ricin avec du gel d'aloe vera, du beurre de karité et quelques gouttes d'huiles essentielles (comme l'huile de rose musquée ou d'encens) pour une hydratation supplémentaire et des bienfaits anti-âge.

En incorporant de l'huile de ricin dans les nettoyants et hydratants pour le visage, vous pouvez profiter des bienfaits nettoyants, hydratants et nourrissants de cette huile polyvalente, favorisant une peau plus saine et plus éclatante.

TRAITEMENTS CIBLÉS POUR L'ACNÉ, LES RIDES ET LA PEAU SÈCHE

L'utilisation de l'huile de ricin comme traitement ciblé contre l'acné, les rides et la peau sèche peut être très bénéfique en raison de ses propriétés uniques et de sa polyvalence. Voici comment l'huile de ricin peut être utilisée pour chacun de ces problèmes de peau :

Traitement de l'acnée:

L'huile de ricin possède des propriétés antimicrobiennes qui aident à combattre les bactéries responsables de l'acné à la surface de la peau, ce qui en fait un traitement efficace contre l'acné.

Pour utiliser l'huile de ricin contre l'acné, appliquez une petite quantité d'huile de ricin pure sur les zones touchées à l'aide du bout des doigts propres ou d'un coton-tige.

Massez doucement l'huile sur la peau, en vous concentrant sur les zones sujettes aux éruptions cutanées.

Laissez l'huile agir toute la nuit ou pendant au moins 30 minutes avant de la rincer à l'eau tiède.

Répétez ce processus régulièrement pour aider à réduire l'inflammation, désobstruer les pores et prévenir de futures éruptions cutanées.

Traitement des rides :

L'huile de ricin contient des antioxydants et des acides gras qui aident à neutraliser les radicaux libres et à favoriser la production de collagène, ce qui en fait un traitement efficace contre les rides et ridules.

Pour utiliser l'huile de ricin contre les rides, mélangez-la à parts égales avec une huile de support telle que l'huile d'argan ou l'huile de jojoba.

Appliquez le mélange d'huiles sur une peau propre et sèche et massez doucement le visage et le cou en effectuant des mouvements circulaires ascendants.

Concentrez-vous sur les zones présentant des rides et ridules, comme le front, le contour des yeux et la bouche.

Laissez l'huile agir toute la nuit ou pendant au moins 30 minutes avant de la rincer à l'eau tiède.

Intégrez régulièrement ce traitement à votre routine de soins de la peau pour aider à améliorer l'élasticité de la peau, réduire l'apparence des rides et favoriser un teint plus jeune.

Traitement de la peau sèche :

L'huile de ricin hydrate en profondeur et aide à reconstituer la barrière d'hydratation naturelle de la peau, ce qui en fait un traitement efficace pour les peaux sèches.

Pour utiliser l'huile de ricin sur peau sèche, appliquez une petite quantité d'huile de ricin pure sur une peau propre et sèche après le nettoyage.

Massez doucement l'huile sur la peau, en vous concentrant sur les zones sujettes à la sécheresse, telles que les joues, le front et le menton.

Laissez l'huile agir toute la nuit ou pendant au moins 30 minutes avant de la rincer à l'eau tiède.

Pour plus d'hydratation, vous pouvez mélanger de l'huile de ricin avec du gel d'aloe vera ou du beurre de karité pour créer un soin plus nourrissant.

Utilisez ce traitement régulièrement pour aider à hydrater la peau sèche, à améliorer la texture de la peau et à rétablir l'équilibre hydrique.

En incorporant de l'huile de ricin dans des traitements ciblés contre l'acné, les rides et la peau sèche, vous pouvez exploiter ses propriétés thérapeutiques pour répondre efficacement à des problèmes de peau spécifiques et favoriser une peau plus saine et plus éclatante.

SOLUTIONS DE SOINS DU CORPS

L'huile de ricin offre de nombreux bienfaits pour les soins du corps, apportant des solutions à divers problèmes de peau et de cheveux. Voici quelques solutions de soins corporels efficaces à base d'huile de ricin :

Hydratant pour le corps :

L'huile de ricin est profondément hydratante et peut être utilisée comme hydratant naturel pour le corps pour hydrater et nourrir la peau.

Appliquez une petite quantité d'huile de ricin sur la peau humide après la douche, en vous concentrant sur les zones sujettes à la sécheresse, comme les coudes, les genoux et les talons.

Massez l'huile sur la peau jusqu'à ce qu'elle soit complètement absorbée, la laissant douce, lisse et souple.

Prévention et réduction des vergetures :

L'huile de ricin peut aider à prévenir et à réduire l'apparence des vergetures en favorisant l'élasticité et l'hydratation de la peau.

Massez l'huile de ricin sur les zones sujettes aux vergetures, telles que l'abdomen, les cuisses et les seins, pendant la grossesse ou les périodes de prise ou de perte de poids rapide.

L'application régulière d'huile de ricin peut aider à améliorer l'élasticité de la peau, à réduire l'inflammation et à minimiser l'apparence des vergetures au fil du temps.

Croissance des cheveux et traitement du cuir chevelu :

L'huile de ricin est bénéfique pour favoriser la croissance des cheveux et maintenir un cuir chevelu sain.

Massez l'huile de ricin sur le cuir chevelu pour stimuler la circulation sanguine, nourrir les follicules pileux et favoriser la croissance des cheveux.

Appliquez de l'huile de ricin sur les longueurs des cheveux pour les hydrater et les conditionner, réduisant ainsi les frisottis et les pointes fourchues.

Soin des pieds:

L'huile de ricin peut être utilisée dans le cadre d'une routine de soins des pieds pour adoucir et hydrater les talons et les pieds secs et craquelés.

Trempez vos pieds dans de l'eau tiède pour adoucir la peau, puis exfoliez-les avec un gommage pour les pieds ou une pierre ponce pour éliminer les cellules mortes de la peau.

Appliquez de l'huile de ricin sur les pieds en insistant sur les zones sèches et massez jusqu'à absorption complète.

Pour une hydratation supplémentaire, vous pouvez porter des chaussettes pendant la nuit après avoir appliqué de l'huile de ricin pour retenir l'humidité et adoucir la peau.

Huile de massage:
L'huile de ricin peut être utilisée comme huile de massage pour détendre les muscles, apaiser les tensions et hydrater la peau.

Mélangez l'huile de ricin avec d'autres huiles de support telles que l'huile de noix de coco, l'huile d'amande ou l'huile de jojoba, et ajoutez quelques gouttes d'huiles essentielles pour un parfum et des bienfaits supplémentaires.

Utilisez le mélange d'huiles pour masser le corps, en vous concentrant sur les zones de tension ou de douleur, pour une expérience relaxante et thérapeutique.

L'incorporation d'huile de ricin dans votre routine de soins corporels peut aider à nourrir, hydrater et rajeunir la peau et les cheveux, favorisant ainsi la santé et la vitalité globales de la tête aux pieds.

5 . SOULAGER NATURELLEMENT LA DOULEUR ET L'INFLAMMATION

COMPRENDRE LA DOULEUR ET L'INFLAMMATION

Comprendre la douleur et l'inflammation est essentiel pour gérer divers problèmes de santé et promouvoir le bien-être général. Voici un aperçu de ces processus :

Douleur:

La douleur est une expérience sensorielle et émotionnelle complexe qui sert de signal d'alarme en cas de lésion tissulaire réelle ou potentielle.

Elle peut être aiguë, de courte durée et résultant généralement d'une blessure ou d'une maladie, ou chronique, persistant pendant une période prolongée, souvent au-delà du temps de guérison prévu.

La douleur peut se manifester sous diverses formes, notamment des sensations aiguës, sourdes, lancinantes, lancinantes ou douloureuses, et elle peut être localisée ou répandue dans tout le corps.

La perception de la douleur implique des interactions complexes entre les cellules nerveuses, les neurotransmetteurs et le cerveau, influencées par des facteurs tels que la génétique, les émotions, les expériences passées et les signaux environnementaux.

Inflammation:

L'inflammation est la réponse naturelle du corps à une blessure, une infection ou une irritation, visant à éliminer les stimuli nocifs et à initier le processus de guérison.

Elle se caractérise par une rougeur, un gonflement, de la chaleur, des douleurs et une perte de fonction dans la zone touchée.

L'inflammation implique une cascade de processus biochimiques, notamment la libération de médiateurs inflammatoires tels que des cytokines, des prostaglandines et de l'histamine, qui incitent les cellules immunitaires à cibler et à éliminer les agents pathogènes ou les cellules endommagées.

Alors que l'inflammation aiguë est une réponse protectrice et auto-limitante qui favorise la réparation et la régénération des tissus, l'inflammation chronique peut entraîner des lésions tissulaires, des problèmes de santé systémiques et le développement de maladies chroniques telles que l'arthrite, les maladies cardiovasculaires et le cancer.

Rôle des Prostaglandines :

Les prostaglandines sont des composés lipidiques dérivés d'acides gras qui jouent un rôle crucial dans la médiation de la douleur et de l'inflammation.

Ils sont synthétisés en réponse à une lésion tissulaire ou à une inflammation et agissent comme des hormones locales, régulant divers processus physiologiques tels que la vasodilatation, la perception de la douleur et la fièvre.

Les prostaglandines sont produites par l'enzyme cyclooxygénase (COX) à partir de l'acide arachidonique, un précurseur dérivé des membranes cellulaires.

Les anti-inflammatoires non stéroïdiens (AINS) tels que l'aspirine et l'ibuprofène agissent en inhibant les enzymes COX, réduisant ainsi la production de prostaglandines et soulageant la douleur et l'inflammation.

Comprendre les mécanismes de la douleur et de l'inflammation aide à orienter les stratégies de traitement visant à soulager l'inconfort, à favoriser la guérison et à rétablir la santé globale. Les remèdes naturels tels que l'huile de ricin, avec ses propriétés anti-inflammatoires et analgésiques, peuvent compléter les thérapies conventionnelles et soulager diverses affections douloureuses lorsqu'ils sont appliqués localement ou utilisés en massothérapie.

COMMENT L'HUILE DE RICIN AGIT COMME ANALGÉSIQUE

L'huile de ricin agit comme analgésique principalement en raison de ses propriétés anti-inflammatoires, analgésiques et vasodilatatrices. Voici comment l'huile de ricin soulage la douleur :

Effets anti-inflammatoires :

L'huile de ricin contient de l'acide ricinoléique , un acide gras unique connu pour ses propriétés anti-inflammatoires.

ricinoléique inhibe la synthèse des prostaglandines, des composés lipidiques qui favorisent l'inflammation et la douleur.

En réduisant l'inflammation dans la zone touchée, l'huile de ricin aide à soulager la douleur associée à des affections telles que l'arthrite, les tensions musculaires et les douleurs articulaires.

Propriétés analgésiques :

L'huile de ricin a des effets analgésiques (analgésiques), qui aident à atténuer ou à bloquer la perception de la douleur.

Lorsqu'elle est appliquée localement, l'huile de ricin agit comme un contre-irritant, produisant une sensation de refroidissement ou de réchauffement qui détourne l'attention de la sensation de douleur.

Le massage de l'huile de ricin sur la peau stimule les terminaisons nerveuses sensorielles, déclenchant la libération d'endorphines, les produits chimiques naturels analgésiques du corps.

Action vasodilatatrice :

L'huile de ricin favorise la vasodilatation, l'élargissement des vaisseaux sanguins, ce qui améliore le flux sanguin vers la zone touchée.

Une circulation sanguine améliorée aide à éliminer les toxines, à réduire l'inflammation et à fournir de l'oxygène et des nutriments aux tissus blessés, favorisant ainsi la guérison et le soulagement de la douleur.

Détente musculaire :

Masser l'huile de ricin sur les muscles endoloris ou tendus aide à détendre les fibres musculaires et à réduire les spasmes musculaires, soulageant ainsi la douleur et la raideur.

Les propriétés émollientes de l'huile de ricin aident également à adoucir et lubrifier la peau, facilitant ainsi des mouvements plus fluides et plus confortables.

Hydratant et cicatrisant :

L'huile de ricin hydrate et nourrit la peau, favorisant la cicatrisation et la régénération des tissus endommagés.

Une peau saine et hydratée est moins sujette aux irritations, aux démangeaisons et à l'inconfort, soulageant ainsi des affections telles que la peau sèche, l'eczéma et la dermatite.

En exploitant ses propriétés anti-inflammatoires, analgésiques et vasodilatatrices, l'huile de ricin offre une solution naturelle et efficace pour soulager la douleur associée à diverses affections, notamment l'arthrite, les tensions musculaires, les douleurs articulaires et les troubles inflammatoires de la peau. Qu'elle soit appliquée localement ou utilisée en massothérapie , l'huile de ricin procure un soulagement apaisant et favorise le bien-être général.

APPLICATIONS POUR LES DOULEURS ARTICULAIRES, LES DOULEURS MUSCULAIRES ET PLUS ENCORE

L'huile de ricin peut être utilisée dans diverses applications pour soulager les douleurs articulaires, les douleurs musculaires et d'autres affections douloureuses. Voici quelques moyens efficaces d'utiliser l'huile de ricin pour soulager la douleur :

Massage topique :

Massez la zone affectée avec de l'huile de ricin pour favoriser la relaxation, améliorer la circulation sanguine et réduire l'inflammation.

Massez doucement l'huile sur la peau en effectuant des mouvements circulaires, en vous concentrant sur les zones de douleurs articulaires ou musculaires.

Pour un meilleur soulagement de la douleur, combinez l'huile de ricin avec des huiles essentielles comme la menthe poivrée, l'eucalyptus ou la lavande, connues pour leurs propriétés analgésiques et anti-inflammatoires.

Compresse:

Trempez un chiffon propre dans de l'huile de ricin tiède et appliquez-le sur la zone affectée sous forme de compresse chaude.

Couvrez la compresse d'une pellicule plastique ou d'une serviette pour retenir la chaleur et permettre à l'huile de pénétrer profondément dans la peau.

Laissez la compresse agir pendant 20 à 30 minutes, puis retirez et massez doucement toute huile restante sur la peau.

Packs d'huile de ricin :

Créez un pack d'huile de ricin en saturant un morceau de flanelle ou un chiffon en coton avec de l'huile de ricin.

Placez le chiffon imbibé d'huile sur la zone affectée et couvrez-le d'une pellicule plastique ou d'une serviette pour éviter les taches d'huile.

Appliquez une chaleur douce sur le pack à l'aide d'un coussin chauffant ou d'une bouillotte pendant 30 à 60 minutes pour améliorer l'absorption et l'efficacité.

Utilisez régulièrement des sachets d'huile de ricin pour réduire l'inflammation, soulager la douleur et favoriser la guérison des blessures articulaires et musculaires.

Savon de bain:

Ajoutez quelques cuillères à soupe d'huile de ricin à l'eau chaude du bain et laissez-y tremper pendant 15 à 20 minutes pour apaiser les muscles et les articulations endoloris.

La chaleur du bain aide à détendre les muscles tendus, tandis que les propriétés hydratantes de l'huile de ricin nourrissent et hydratent la peau.

Pour plus de relaxation et un soulagement de la douleur, pensez à incorporer des sels d'Epsom ou des huiles essentielles dans le bain.

Baume anti-douleur DIY :

Préparez un onguent anti-douleur maison en combinant de la cire d'abeille fondue, de l'huile de noix de coco et de l'huile de ricin avec quelques gouttes d'huiles essentielles comme le gingembre, le curcuma ou le romarin.

Versez le mélange dans des petits récipients et laissez-le se solidifier à température ambiante.

Appliquez la pommade sur la zone affectée si nécessaire pour soulager les douleurs articulaires, les douleurs musculaires et l'inflammation.

En intégrant ces applications dans votre routine de gestion de la douleur, vous pouvez exploiter les propriétés anti-inflammatoires, analgésiques et hydratantes de l'huile de ricin pour soulager efficacement les douleurs articulaires, les courbatures et autres affections douloureuses.

6. INCORPORER L'HUILE DE RICIN À VOTRE ROUTINE QUOTIDIENNE

CHOISIR LES BONS PRODUITS À BASE D'HUILE DE RICIN

Choisir les bons produits à base d'huile de ricin implique de prendre en compte des facteurs tels que la pureté, la qualité et l'utilisation prévue. Voici un guide pour vous aider à sélectionner les meilleurs produits à base d'huile de ricin pour vos besoins :

Pureté et qualité :

Recherchez de l'huile de ricin pressée à froid ou par expulseur, car ces méthodes préservent les nutriments et les propriétés naturelles de l'huile.

Évitez l'huile de ricin qui a été extraite au solvant ou traitée à la chaleur, car ces méthodes peuvent dégrader la qualité de l'huile.

Choisissez de l'huile de ricin biologique autant que possible pour vous assurer qu'elle est exempte de pesticides, de produits chimiques et d'additifs.

Type d'huile de ricin :

Il existe différents types d'huile de ricin disponibles, notamment :

Huile de ricin vierge : Extraite de la première pression des graines de ricin, elle retient plus de nutriments et est considérée comme de meilleure qualité.

Huile de ricin raffinée : traitée pour éliminer les impuretés et les odeurs , elle est de couleur plus claire et a un parfum plus doux mais peut contenir moins de nutriments.

Tenez compte de vos préférences et de l'utilisation prévue lorsque vous choisissez entre l'huile de ricin vierge et raffinée.

Emballage:

Optez pour l'huile de ricin conditionnée dans des bouteilles en verre de couleur foncée ou dans des contenants opaques pour la protéger de la lumière et conserver sa fraîcheur.

Évitez les récipients en plastique, car ils peuvent laisser pénétrer des produits chimiques dans l'huile au fil du temps.

Certifications et tests :

Recherchez des produits à base d'huile de ricin certifiés biologiques par des organisations réputées telles que l'USDA ou EcoCert .

Vérifiez si le fabricant effectue des tests tiers pour vérifier la pureté, la puissance et les contaminants, tels que les métaux lourds ou la croissance microbienne.

Ingrédients supplémentaires :

Déterminez si vous préférez l'huile de ricin pure ou des produits contenant des ingrédients supplémentaires à des fins spécifiques, tels que des huiles essentielles pour le parfum ou d'autres huiles de support pour des avantages supplémentaires.

Lisez attentivement la liste des ingrédients pour vous assurer que le produit ne contient aucun additif, agent de remplissage ou allergène susceptible d'irriter votre peau ou vos cheveux.

Utilisation prévue :

Choisissez un produit à base d'huile de ricin spécialement formulé pour l'usage que vous prévoyez en faire, qu'il s'agisse de soins de la peau, de soins capillaires, de massage ou d'usage interne (s'il est approuvé par un professionnel de la santé).

Différentes formulations peuvent avoir différentes concentrations ou mélanges d'huile de ricin et d'autres ingrédients adaptés à différentes applications.

Réputation de la marque:

Recherchez la réputation de la marque, les avis des clients et les témoignages pour évaluer la qualité et l'efficacité de leurs produits à base d'huile de ricin.

Recherchez des marques engagées en faveur de la durabilité, d'un approvisionnement éthique et de la transparence dans leurs pratiques de fabrication.

En tenant compte de ces facteurs, vous pouvez sélectionner des produits à base d'huile de ricin de haute qualité qui répondent à vos besoins et préférences, que vous les utilisiez pour les soins de la peau, les cheveux, les massages ou à d'autres fins de bien-être.

CONSEILS POUR UNE UTILISATION SÛRE ET EFFICACE

Utiliser l'huile de ricin de manière sûre et efficace implique de suivre les directives et précautions appropriées. Voici quelques conseils pour garantir une utilisation sûre et efficace :

Effectuez un test de patch :

Avant d'utiliser l'huile de ricin sur une plus grande zone de votre peau ou de vos cheveux, effectuez un test cutané en appliquant une petite quantité sur une petite zone peu visible.

Attendez 24 à 48 heures pour vérifier toute réaction allergique, irritation ou sensibilité. Si des effets indésirables surviennent, arrêtez immédiatement l'utilisation.

Dilution:

Si vous utilisez de l'huile de ricin par voie topique, pensez à la diluer avec une huile de support telle que l'huile de coco, l'huile de jojoba ou l'huile d'amande pour minimiser le risque d'irritation, en particulier pour les peaux sensibles.

Utilisez un rapport de 1 partie d'huile de ricin pour 1 à 2 parties d'huile de support, en fonction de la sensibilité de votre peau et de l'utilisation prévue.

Éviter le contact visuel:

Gardez l'huile de ricin loin de vos yeux et de vos muqueuses, car elle peut provoquer des irritations et des inconforts.

En cas de contact accidentel, rincez immédiatement la zone affectée avec de l'eau et consultez un médecin si l'irritation persiste.

Soyez prudent en cas d'usage interne :

Soyez prudent lorsque vous envisagez une utilisation interne de l'huile de ricin, car elle peut avoir des effets laxatifs et provoquer des malaises gastro-intestinaux ou de la diarrhée.

Consultez un professionnel de la santé avant de prendre de l'huile de ricin en interne, surtout si vous êtes enceinte, si vous allaitez ou si vous avez des problèmes de santé préexistants.

Sensibilité au soleil :

L'huile de ricin peut augmenter la sensibilité au soleil, évitez donc une exposition prolongée au soleil après une application topique.

Si vous utilisez de l'huile de ricin sur votre peau pendant la journée, appliquez un écran solaire avec un indice de protection solaire (FPS) adéquat pour protéger votre peau des rayons UV.

Stockage:

Conservez l'huile de ricin dans un endroit frais et sombre, à l'abri de la lumière directe du soleil et de la chaleur pour éviter l'oxydation et la dégradation de l'huile.

Gardez la bouteille bien fermée pour conserver la fraîcheur et éviter la contamination.

Consultez un professionnel :

Si vous avez des problèmes ou des problèmes de santé spécifiques, consultez un dermatologue, un professionnel de la santé ou un aromathérapeute qualifié avant d'utiliser l'huile de ricin, notamment à des fins thérapeutiques.

Demandez conseil à un professionnel si vous n'êtes pas sûr de la posologie appropriée, de la méthode d'application ou des interactions potentielles avec des médicaments ou d'autres traitements.

Cesser l'utilisation si des effets indésirables surviennent :

Si vous ressentez des effets indésirables tels qu'une éruption cutanée, des démangeaisons, une rougeur ou un gonflement après avoir utilisé de l'huile de ricin, arrêtez immédiatement de l'utiliser et consultez un professionnel de la santé pour une évaluation et des conseils plus approfondis.

En suivant ces conseils pour une utilisation sûre et efficace, vous pourrez profiter des bienfaits de l'huile de ricin tout en minimisant le risque d'effets indésirables ou de complications.

CRÉER UN RÉGIME PERSONNALISÉ

Créer un régime personnalisé avec de l'huile de ricin implique d'adapter son utilisation à vos objectifs spécifiques en matière de soins de la peau, de soins capillaires ou de bien-être. Voici comment créer un régime personnalisé avec de l'huile de ricin :

Identifiez vos objectifs :

Déterminez ce que vous espérez réaliser en incorporant de l'huile de ricin à votre routine. Vous cherchez à améliorer l'hydratation de votre peau, favoriser la pousse des cheveux, soulager les douleurs musculaires ou répondre à des problèmes de santé spécifiques ?

Évaluez votre type de peau et de cheveux :

Tenez compte de votre type de peau (par exemple grasse, sèche, mixte, sensible) et de votre type de cheveux (par exemple bouclés, droits, fins, épais) pour sélectionner les formulations et les applications d'huile de ricin les plus appropriées.

Différents types de peau et de cheveux peuvent nécessiter différentes concentrations ou combinaisons d'huile de ricin avec d'autres ingrédients.

Choisissez les bons produits :
Sélectionnez des produits à base d'huile de ricin de haute qualité qui répondent à vos besoins et préférences, en tenant compte de facteurs tels que la pureté, la qualité, l'emballage, les certifications et les ingrédients supplémentaires.

Choisissez des produits spécifiquement formulés pour l'usage que vous prévoyez en faire, qu'il s'agisse de soins de la peau, de soins capillaires, de massage ou d'usage interne (s'ils sont approuvés par un professionnel de la santé).

Établissez une routine :

Développez une routine cohérente d'utilisation de l'huile de ricin en fonction de vos objectifs et de votre style de vie. Cela peut inclure des traitements quotidiens, hebdomadaires ou mensuels en fonction des résultats souhaités.

Déterminez les meilleurs moments de la journée pour incorporer l'huile de ricin à votre routine, en tenant compte de facteurs tels que la commodité, l'absorption et l'interaction avec d'autres produits.

Personnalisez les méthodes de candidature :

Explorez différentes méthodes d'application de l'huile de ricin en fonction de vos préférences et de vos besoins. Cela peut inclure une application topique, des massages, des bains, des compresses ou une consommation orale (si approuvé par un professionnel de la santé).

Expérimentez avec diverses combinaisons d'huile de ricin avec des huiles de support, des huiles essentielles ou d'autres ingrédients naturels pour améliorer son efficacité et répondre à des préoccupations spécifiques.

Surveiller les progrès et ajuster si nécessaire :

Gardez une trace de la réponse de votre peau et de vos cheveux aux traitements à l'huile de ricin au fil du temps, en notant toute amélioration, changement ou réaction indésirable.

Ajustez votre régime si nécessaire en fonction de vos observations, en apportant des modifications à la sélection des produits, aux méthodes d'application, à la fréquence ou au dosage.

Rechercher des conseils professionnels :

Consultez un dermatologue, un professionnel de la santé ou un aromathérapeute qualifié pour obtenir des recommandations et des conseils personnalisés, surtout si vous avez des problèmes de santé spécifiques, des allergies ou des conditions préexistantes.

Obtenez des conseils professionnels sur la posologie appropriée, les techniques d'application et les interactions potentielles avec des médicaments ou d'autres traitements.

Soyez patient et cohérent :

N'oubliez pas que les résultats peuvent prendre du temps à se manifester, alors soyez patient et cohérent avec votre régime d'huile de ricin.

Respectez votre routine et donnez à votre peau et à vos cheveux suffisamment de temps pour répondre aux traitements, en les ajustant si nécessaire en fonction de vos progrès et de vos objectifs.

En créant un régime personnalisé avec de l'huile de ricin adapté à vos besoins et préférences individuels, vous pouvez maximiser ses bienfaits et obtenir une peau, des cheveux et un bien-être général plus sains et plus éclatants.

7. AU-DELÀ DE LA BEAUTÉ : UTILISATIONS SUPPLÉMENTAIRES DE L'HUILE DE RICIN

SOUTENIR LA SANTÉ DIGESTIVE

Soutenir la santé digestive avec l'huile de ricin implique de l'utiliser judicieusement et avec prudence, car elle possède de puissantes propriétés laxatives. Voici quelques conseils pour incorporer en toute sécurité l'huile de ricin à votre régime afin de favoriser la santé digestive :

Consultez un professionnel de la santé :
Avant d'utiliser l'huile de ricin en interne à des fins de santé digestive, consultez un

professionnel de la santé, surtout si vous avez des problèmes de santé préexistants, si vous êtes enceinte ou si vous prenez des médicaments.

Utilisez de l'huile de ricin de qualité pharmaceutique :

Choisissez de l'huile de ricin de qualité pharmaceutique spécialement étiquetée pour un usage interne, car elle est soumise à des mesures de contrôle de qualité plus strictes pour garantir sa pureté et sa sécurité.

Suivez la posologie recommandée :

Suivez la posologie recommandée fournie par un professionnel de la santé ou le fabricant du produit lorsque vous utilisez de l'huile de ricin en interne.

Commencez avec une faible dose et augmentez-la progressivement si nécessaire, en surveillant la réponse de votre corps et en l'adaptant en conséquence.

Évitez une utilisation à long terme :

Limitez l'utilisation de l'huile de ricin pour soulager à court terme la constipation occasionnelle ou l'inconfort digestif.

Une utilisation prolongée ou excessive de l'huile de ricin peut entraîner une dépendance, une déshydratation, des déséquilibres électrolytiques et d'autres effets indésirables.

Affrontez le ventre vide :

Prenez l'huile de ricin à jeun, de préférence le matin, pour faciliter ses effets laxatifs et minimiser les interférences avec la digestion.

Évitez de consommer des aliments solides pendant plusieurs heures après avoir pris de l'huile de ricin pour lui permettre d'agir efficacement.

Mélanger avec du jus ou de l'eau :

Si le goût de l'huile de ricin est désagréable, mélangez-la avec une petite quantité de jus de fruit ou d'eau pour en masquer la saveur .

Bien agiter avant utilisation pour assurer un bon mélange de l'huile avec le liquide.

Restez hydraté:

Buvez beaucoup d'eau tout au long de la journée lorsque vous utilisez de l'huile de ricin pour prévenir la déshydratation et favoriser les selles.

L'hydratation est essentielle pour aider à ramollir les selles et faciliter leur passage dans le tube digestif.

Surveiller les selles :

Faites attention à vos selles et surveillez tout changement de fréquence, de consistance ou de couleur après avoir pris de l'huile de ricin.

Si vous ressentez de graves douleurs abdominales, des crampes, des nausées, des vomissements ou d'autres effets indésirables, arrêtez l'utilisation et consultez immédiatement un médecin.

Mesures de soutien :

Intégrez des changements à votre mode de vie tels que les fibres alimentaires , l'activité physique, la gestion du stress et des habitudes intestinales régulières pour soutenir la santé digestive globale et réduire le besoin de laxatifs comme l'huile de ricin.

Cesser l'utilisation si nécessaire :

Si vous rencontrez des problèmes digestifs persistants ou graves, consultez un professionnel de la santé pour déterminer la cause sous-jacente et le traitement approprié.

Arrêtez d'utiliser l'huile de ricin si elle ne procure pas de soulagement ou exacerbe vos symptômes.

RENFORCER L'IMMUNITÉ

Renforcer l'immunité avec l'huile de ricin implique de tirer parti de ses propriétés anti-inflammatoires et antimicrobiennes potentielles. Voici quelques conseils pour incorporer l'huile de ricin à votre routine afin de soutenir la santé immunitaire :

Application topique :

Appliquez de l'huile de ricin localement sur la peau sous forme d'huile de massage ou en compresses pour aider à réduire l'inflammation et favoriser la circulation.

Masser l'huile de ricin sur les ganglions lymphatiques, en particulier au niveau du cou, des aisselles et de l'aine, peut aider à stimuler le système immunitaire.

Inhalation de vapeur :

Ajoutez quelques gouttes d'huile de ricin dans un bol d'eau chaude et inhalez la vapeur pour aider à décongestionner, apaiser les voies respiratoires et favoriser la santé respiratoire.

Couvrez-vous la tête avec une serviette et penchez-vous au-dessus du bol en respirant profondément pendant plusieurs minutes.

L'extraction du pétrole:

Pratiquez l'extraction d'huile avec de l'huile de ricin pour aider à détoxifier la cavité buccale, éliminer les bactéries et soutenir la santé bucco-dentaire, qui est liée à la fonction immunitaire globale.

Agitez une cuillère à soupe d'huile de ricin dans votre bouche pendant 10 à 15 minutes avant de la recracher et de vous rincer la bouche avec de l'eau.

Massage thérapeutique:

Recevez régulièrement des massages à l'huile de ricin prodigués par un thérapeute qualifié pour aider à réduire le stress, favoriser la relaxation et soutenir la fonction immunitaire.

La massothérapie peut aider à stimuler le système lymphatique, qui joue un rôle crucial dans la réponse immunitaire et la détoxification.

Compléments alimentaires:

Pensez à prendre des suppléments d'huile de ricin sous la direction d'un professionnel de la santé pour soutenir la santé immunitaire.

Les suppléments d'huile de ricin peuvent se présenter sous forme de gélules ou de capsules contenant de l'huile de ricin purifiée pour la consommation orale.

Pratiques de mode de vie saine :

Maintenez un mode de vie sain avec une alimentation équilibrée, riche en fruits, légumes, grains entiers et protéines maigres pour fournir les nutriments essentiels à la fonction immunitaire.

Faites de l'exercice régulièrement, dormez suffisamment et gérez efficacement le stress pour soutenir la santé immunitaire globale.

Mesures d'hygiène et de prévention :

Utilisez l'huile de ricin comme alternative naturelle pour les soins de la peau et l'hygiène, en évitant les produits chimiques agressifs qui peuvent compromettre la fonction immunitaire.

Adoptez de bonnes habitudes d'hygiène telles que se laver les mains, se couvrir la bouche lorsque vous toussez ou éternuez et évitez tout contact étroit avec des personnes malades pour éviter la propagation de la maladie.

Consultez un professionnel de la santé :

Consultez un professionnel de la santé pour obtenir des recommandations personnalisées sur l'utilisation de l'huile de ricin pour soutenir la santé immunitaire, surtout si vous avez des problèmes ou des conditions de santé spécifiques.

Bien que l'huile de ricin puisse offrir des avantages potentiels pour la santé immunitaire, il est essentiel de l'utiliser judicieusement et en conjonction avec d'autres pratiques de mode de vie saines pour maximiser son efficacité. Comme toujours, consultez un professionnel de la santé avant d'incorporer l'huile de ricin à votre routine, surtout si vous avez des problèmes de santé sous-jacents ou si vous êtes enceinte ou si vous allaitez.

AUTRES AVANTAGES ET UTILISATIONS POUR LA SANTÉ

En plus de ses utilisations bien connues pour les soins de la peau, les soins capillaires et la santé digestive, l'huile de ricin offre une gamme d'autres bienfaits et utilisations pour la santé. Voici quelques moyens supplémentaires d'exploiter les propriétés thérapeutiques de l'huile de ricin :

Soulagement des douleurs articulaires :
Appliquez de l'huile de ricin localement sur les articulations douloureuses ou enflammées pour aider à réduire la douleur, l'inflammation et la raideur associées à des affections telles que l'arthrite, la goutte ou les rhumatismes.

Massez l'huile sur la zone affectée pour favoriser la circulation, soulager l'inconfort et améliorer la mobilité.

Soulagement des crampes menstruelles :
Massez l'huile de ricin sur le bas de l'abdomen pendant la menstruation pour aider

à soulager les crampes et l'inconfort menstruels.

Les propriétés anti-inflammatoires et analgésiques de l'huile de ricin peuvent aider à apaiser les crampes musculaires et favoriser la relaxation.

Cicatrisation des plaies :

Appliquez de l'huile de ricin localement sur les coupures, éraflures, brûlures ou piqûres d'insectes mineures pour favoriser la cicatrisation des plaies et réduire l'inflammation.

Les propriétés antimicrobiennes de l'huile de ricin peuvent aider à prévenir les infections et à protéger la barrière naturelle de la peau.

Croissance des cils et des sourcils :

Utilisez l'huile de ricin comme remède naturel pour favoriser la croissance de cils et de sourcils plus longs et plus épais.

Appliquez une petite quantité d'huile de ricin sur les cils et les sourcils à l'aide d'une baguette de mascara propre ou d'un coton-tige avant le coucher pour un traitement de nuit.

Les infections fongiques:

Appliquez de l'huile de ricin localement sur les infections fongiques telles que le pied d'athlète, la teigne ou la mycose des ongles pour aider à inhiber la croissance fongique et à réduire les symptômes.

Les propriétés antifongiques de l'huile de ricin peuvent aider à soulager les démangeaisons, les rougeurs et les irritations associées aux infections fongiques.

Désintoxication du foie :

Prenez de l'huile de ricin en interne sous la direction d'un professionnel de santé dans le cadre d'un protocole de détoxification du foie.

Les sachets d'huile de ricin ou la consommation orale peuvent aider à stimuler la fonction hépatique, à favoriser la détoxification et à favoriser la santé globale du foie.

Santé oculaire :

Utilisez l'huile de ricin comme remède naturel contre la sécheresse oculaire ou pour aider à apaiser l'irritation et l'inconfort oculaires.

Appliquez une petite quantité d'huile de ricin autour des yeux du bout des doigts propres, en évitant tout contact avec les yeux eux-mêmes.

Infections de l'oreille :

Utilisez l'huile de ricin comme remède naturel contre les otites en appliquant quelques gouttes d'huile de ricin tiède dans le conduit auditif affecté.

Les propriétés antimicrobiennes et anti-inflammatoires de l'huile de ricin peuvent aider à réduire la douleur et l'inflammation associées aux otites.

Soulagement de la constipation chez les animaux :

Administrez de petites quantités d'huile de ricin aux animaux de compagnie ou au bétail sous la direction d'un vétérinaire pour aider à soulager la constipation.

L'huile de ricin peut agir comme un laxatif doux pour les animaux, favorisant les selles et soulageant l'inconfort digestif.

Utilisez toujours l'huile de ricin avec prudence et sous la direction d'un professionnel de santé, notamment lors de son utilisation en consommation interne ou sur les zones sensibles du corps. Bien que l'huile de ricin offre de nombreux avantages et utilisations pour la santé, il est essentiel d'en garantir une utilisation sûre et appropriée afin de maximiser son efficacité et de minimiser le risque d'effets indésirables.

8. PRÉCAUTIONS ET EFFETS SECONDAIRES POTENTIELS

PROBLÈMES D'ALLERGIE ET DE SENSIBILITÉ

Lorsque vous envisagez d'utiliser de l'huile de ricin, il est essentiel d'être conscient des problèmes potentiels d'allergie et de sensibilité. Voici ce que vous devez savoir pour garantir une utilisation sûre :

Réactions allergiques :

Bien que les allergies à l'huile de ricin soient rares, elles peuvent survenir. Les personnes souffrant d'allergies connues aux graines de ricin ou à des substances apparentées doivent éviter d'utiliser des produits à base d'huile de ricin pour prévenir les réactions allergiques.

Les symptômes d'une réaction allergique peuvent inclure une éruption cutanée, des démangeaisons, de l'urticaire, un gonflement, des difficultés respiratoires ou une anaphylaxie. Consultez immédiatement un médecin si vous ressentez des symptômes graves.

Sensibilité cutanée :

Certaines personnes peuvent ressentir une irritation ou une sensibilité cutanée lors de l'utilisation topique de l'huile de ricin. Effectuez un test cutané avant d'appliquer l'huile de ricin sur une plus grande zone de la peau.

Appliquez une petite quantité d'huile de ricin diluée sur une petite zone de peau et attendez

24 à 48 heures pour observer tout signe d'irritation ou de réaction allergique. Si aucun effet indésirable ne se produit, son utilisation est probablement sûre.

Irritation de l'oeil:

Évitez de mettre de l'huile de ricin dans les yeux, car cela peut provoquer une irritation et un inconfort. En cas de contact accidentel, rincer abondamment les yeux avec de l'eau et consulter un médecin si l'irritation persiste.

Lorsque vous utilisez de l'huile de ricin près des yeux, soyez prudent et appliquez-la avec précaution pour éviter tout contact avec les yeux.

Troubles digestifs :

Lorsqu'elle est prise en interne, l'huile de ricin peut agir comme un laxatif puissant et provoquer des troubles digestifs, notamment des nausées, des crampes abdominales, de la diarrhée ou une déshydratation.

Commencez avec une faible dose et suivez les directives posologiques recommandées. Arrêtez l'utilisation et consultez un professionnel de la santé si vous ressentez des symptômes digestifs graves ou prolongés.

Réactivité croisée :

Les personnes allergiques à certains aliments ou substances peuvent présenter un risque de réactivité croisée avec l'huile de ricin. Si vous avez des allergies ou des sensibilités connues, consultez un professionnel de la santé avant d'utiliser l'huile de ricin.

Soyez prudent si vous avez des allergies à d'autres huiles ou ingrédients végétaux, car il peut y avoir un risque de sensibilité croisée.

Pureté et qualité :

Choisissez des produits à base d'huile de ricin pure de haute qualité provenant de fabricants réputés pour minimiser le risque de contamination ou d'impuretés pouvant déclencher des réactions allergiques ou des sensibilités cutanées.

Recherchez des produits étiquetés comme pressés à froid, biologiques et sans additifs ni allergènes.

Cesser l'utilisation si nécessaire :

Si vous ressentez des effets indésirables, tels que des symptômes allergiques, une irritation cutanée ou des troubles digestifs, arrêtez immédiatement d'utiliser l'huile de ricin.

Consultez un médecin si nécessaire, notamment si vous présentez des symptômes sévères ou persistants.

DIRECTIVES D'UTILISATION SÛRE

Pour garantir une utilisation sûre de l'huile de ricin, suivez ces directives :

Effectuez un test de patch :

Avant d'utiliser l'huile de ricin de manière intensive, effectuez un test cutané en appliquant une petite quantité sur une petite zone de votre peau. Attendez 24 à 48 heures pour tout effet indésirable comme une rougeur, des démangeaisons ou une irritation.

Utilisez des produits de haute qualité :

Choisissez de l'huile de ricin biologique pure, pressée à froid, auprès de marques réputées pour garantir la qualité et éviter les contaminants.

Évitez l'utilisation interne sans conseils :

Soyez prudent lorsque vous prenez de l'huile de ricin en interne. Si vous envisagez une utilisation interne pour la constipation ou à d'autres fins, consultez d'abord un professionnel de la santé.

Diluer pour usage topique :

Diluez l'huile de ricin avec une huile de support comme l'huile de noix de coco ou l'huile d'olive pour réduire sa puissance, en particulier pour les zones de peau sensibles.

Tenir à l'écart des yeux :

Évitez tout contact avec les yeux lors de l'application de l'huile de ricin. En cas de contact, rincer abondamment avec de l'eau.

Stocker correctement :

Conservez l'huile de ricin dans un endroit frais et sec, à l'abri de la lumière directe du soleil et de la chaleur pour éviter sa dégradation.

Surveiller les réactions :

Faites attention aux réactions de votre corps. Arrêtez l'utilisation si vous ressentez des effets indésirables.

Tenir hors de portée des enfants :

Conservez l'huile de ricin en toute sécurité, hors de portée des enfants et des animaux domestiques, pour éviter toute ingestion accidentelle ou mauvaise utilisation.

Consultez un professionnel :

En cas de doute ou si vous avez des problèmes de santé particuliers, consultez un professionnel de santé avant d'utiliser l'huile de ricin.

Suivez les instructions de dosage :

Si vous utilisez de l'huile de ricin en interne, suivez les instructions de dosage recommandées fournies par un professionnel de la santé ou sur l'étiquette du produit.

QUAND CONSULTER UN PROFESSIONNEL

Il est essentiel de consulter un professionnel de la santé dans les situations suivantes :

Réactions allergiques :

Si vous ressentez des symptômes de réaction allergique après avoir utilisé de l'huile de ricin, tels qu'une éruption cutanée, des démangeaisons, de l'urticaire, un gonflement, des difficultés respiratoires ou une anaphylaxie, consultez immédiatement un médecin.

Irritation cutanée sévère :

Si vous développez une grave irritation cutanée, une rougeur, des cloques ou une sensation de brûlure après l'application d'huile de ricin, arrêtez l'utilisation et consultez un dermatologue ou un professionnel de la santé.

Troubles digestifs :

Si vous ressentez des symptômes digestifs sévères ou prolongés tels que des nausées, des vomissements, des crampes abdominales, de la diarrhée ou une déshydratation après avoir pris de l'huile de ricin par voie interne, consultez un professionnel de la santé.

Lentilles de contact:

Si l'huile de ricin entre en contact avec vos yeux et provoque une irritation, une rougeur ou un inconfort, rincez-vous soigneusement les yeux avec de l'eau et consultez un médecin si les symptômes persistent.

Grossesse ou allaitement :

Si vous êtes enceinte ou si vous allaitez, consultez votre professionnel de la santé avant d'utiliser l'huile de ricin, en particulier en interne, car elle peut présenter des risques et des contre-indications potentiels.

Conditions pré-existantes:

Si vous souffrez de problèmes médicaux préexistants tels que des troubles digestifs, des affections cutanées, des allergies ou d'autres problèmes de santé, consultez un professionnel de la santé avant d'utiliser l'huile de ricin pour garantir sa sécurité et son adéquation.

Interactions médicamenteuses :

Si vous prenez des médicaments ou des suppléments, consultez un professionnel de la santé avant d'utiliser l'huile de ricin en interne, car elle peut interagir avec certains médicaments ou affecter leur absorption et leur efficacité.

Enfants et animaux :

Si vous envisagez d'utiliser de l'huile de ricin pour les enfants ou les animaux domestiques, consultez respectivement un pédiatre ou un vétérinaire pour connaître la posologie appropriée et les instructions d'utilisation.

Conditions chroniques:

Si vous souffrez de problèmes de santé chroniques tels qu'une maladie du foie ou des reins, du diabète, de l'hypertension ou des maladies auto-immunes, consultez un professionnel de la santé avant d'utiliser l'huile de ricin pour vous assurer qu'elle est sûre et adaptée à votre état.

Utilisation incertaine :

Si vous n'êtes pas sûr de l'utilisation appropriée, du dosage ou des risques potentiels de l'huile de ricin, consultez un professionnel de la santé pour obtenir des conseils et des recommandations personnalisées.

PRIME

COMMENT FAIRE DE L'HUILE DE RICIN À LA MAISON

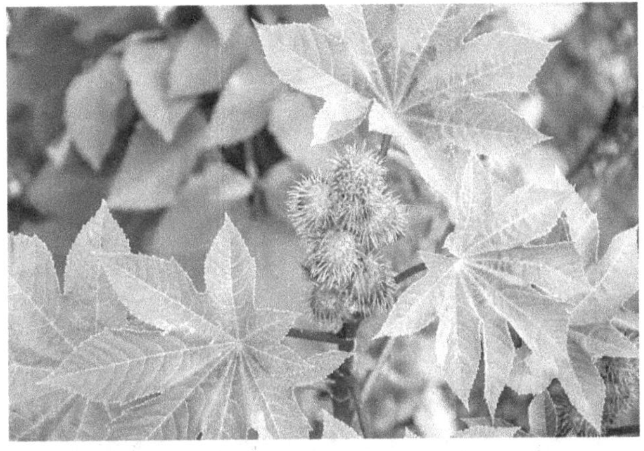

C'est ainsi que commence le voyage de la plante du ricin. Certains sont hauts tandis que d'autres conservent une stature modeste. Voici la graine de ricin - dans son stade vert juvénile avant d'atteindre sa maturité, attendant le moment de la récolte. Une fois mûri, il se transforme en ceci, prêt à être collecté et séché. La gousse de ricin, un spectacle à voir avec son mélange de formes vertes et desséchées.

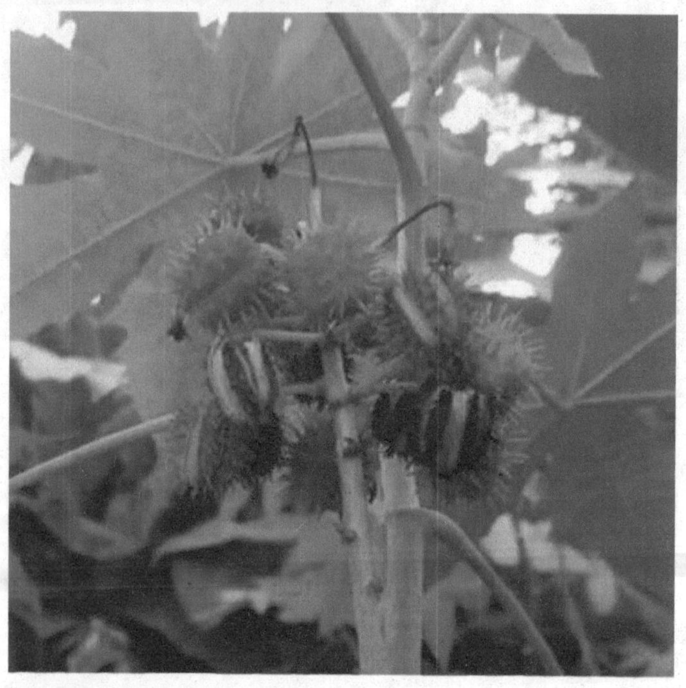

Pour dévoiler la graine convoitée à l'intérieur, le séchage est impératif, ce qui incite chaque gousse à éclater, révélant trois graines nichées à l'intérieur. Essayons de dévoiler le trésor contenu dans l'une de ces cosses, mais attention, car ces graines ont le don de s'échapper.

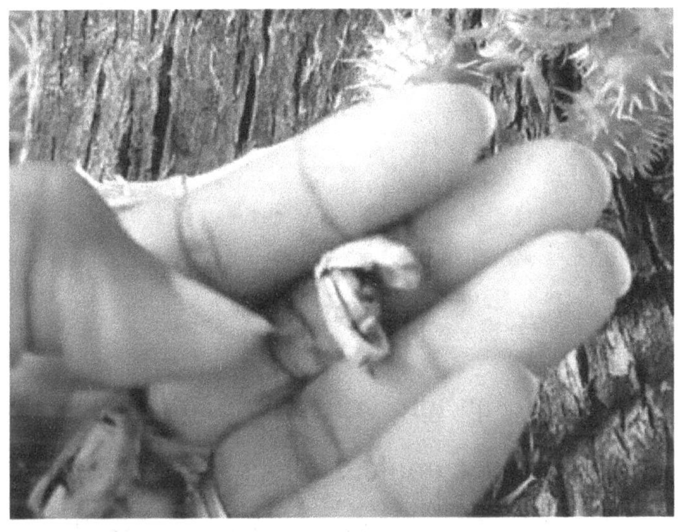

Voici la graine de ricin à l'état brut –
l'ingrédient essentiel pour la fabrication de

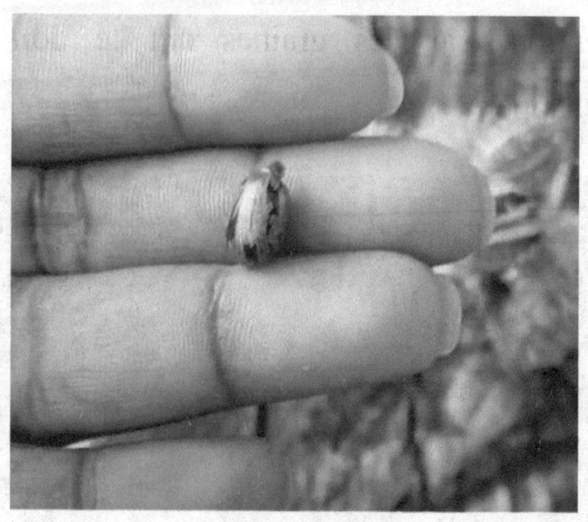

Une fois qu'une quantité suffisante de gousses est accumulée, elles sont exposées au soleil pour être séchées. Mais la prudence prévaut, car une méthode de séchage à l'air libre invite au chaos, avec des graines dispersées un peu partout lorsqu'elles éclatent. Au lieu de cela, le confinement est la clé, que ce soit dans un sac prêt à éclater ou étalé sur un drap, à l'abri des méfaits du vent.

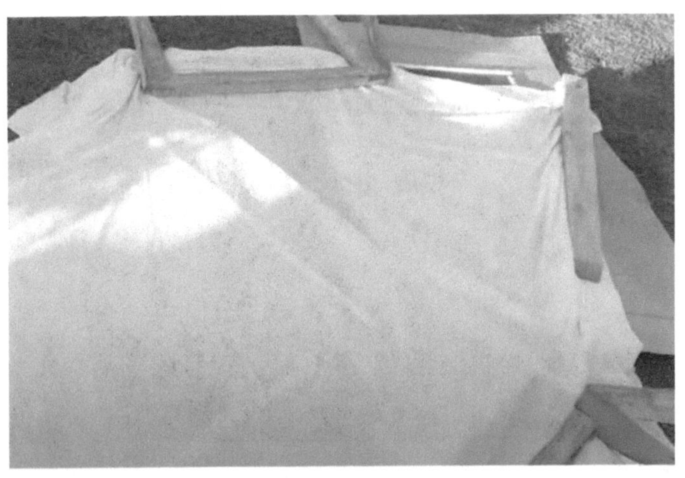

Une fois desséché, la tâche ardue du bombardement commence. Pourtant, la persévérance donne les graines tant convoitées, prêtes pour la phase suivante : la torréfaction.

Un processus minutieux, nécessitant le bon rapport grains/eau, suivi d'un bref passage sur la flamme, trois à cinq minutes suffisent pour obtenir une torréfaction parfaite.

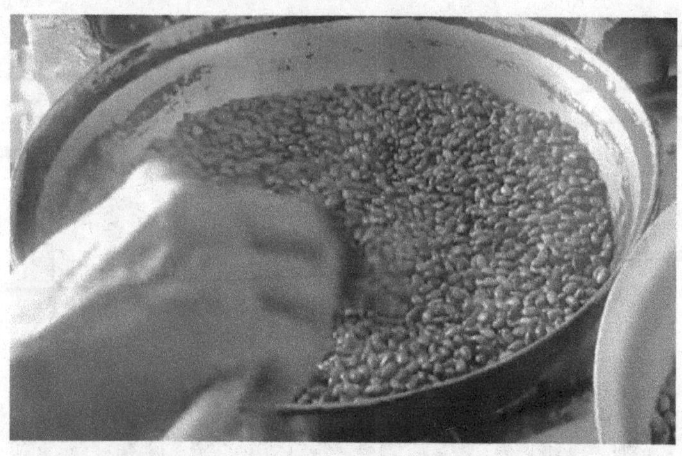

Le broyage suit, transformant les grains en une pâte veloutée, dont les huiles brillent comme témoignage de sa préparation. Fini le temps du travail manuel ; un broyeur moderne facilite désormais le processus, inaugurant l'efficacité sans sacrifier la tradition.

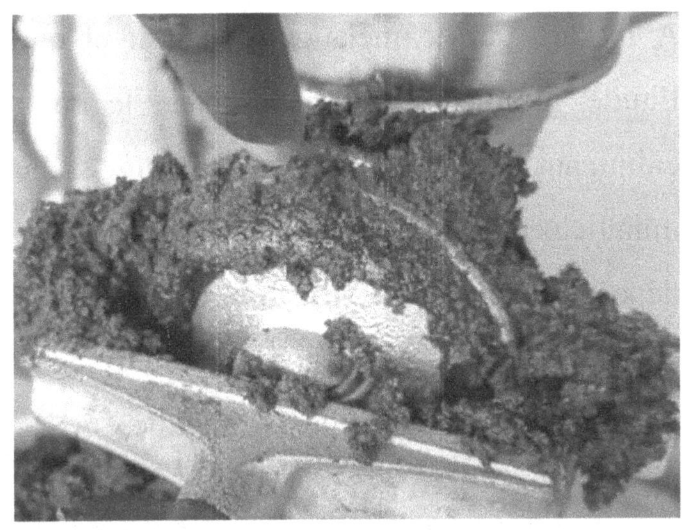

Dans l'eau bouillante, la pâte est introduite, agitée avec diligence pour éviter l'agglutination et le brûlage.

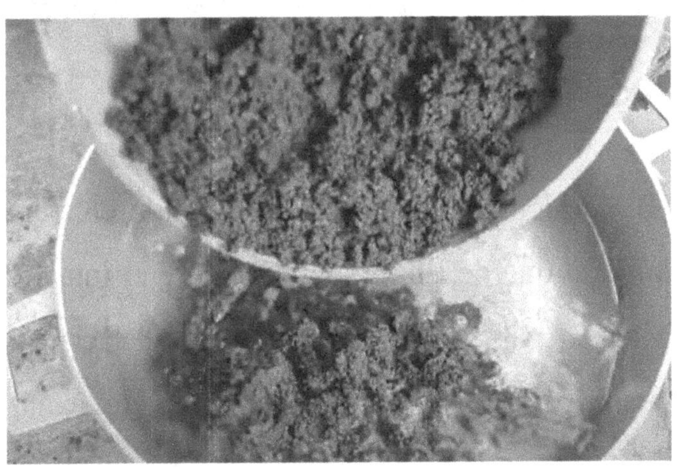

À mesure que le mélange s'épaissit et que l'huile commence à faire surface, le point culminant se rapproche. Un ramassage minutieux s'ensuit, permettant à l'huile de se déposer avant une extraction ultérieure. À chaque cuillère, l'essence dorée est capturée jusqu'à ce que le pot brille d'or liquide.

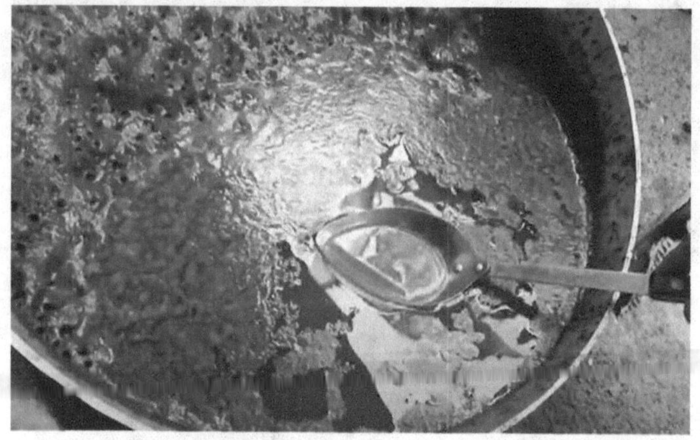

Un dernier mijotage élimine les impuretés, ne laissant que de l'huile de ricin pure et intacte. Mais la patience est de mise, car l'élixir est laissé refroidir une journée complète avant d'être mis en bouteille, prêt à entreprendre son voyage au-delà des limites du pot.